Les clefs d'une santé performante et durable malgré

 l'âge.

- Santé physique

- Santé mentale

- Santé Psychologique

Pour les adolescents, les adultes et les Seniors

Voici quelques secrets pour une bonne santé :

Maintenir une alimentation saine et équilibrée : Une alimentation riche en fruits, légumes, céréales complètes, protéines maigres, et faible en gras saturés et en sucre peut réduire les risques de maladies chroniques.

Faire de l'exercice régulièrement : L'exercice physique régulier peut aider à réduire les risques de maladies cardiovasculaires, de diabète et d'obésité, tout en améliorant la santé mentale.

Bien dormir : Le sommeil est crucial pour une bonne santé. Les adultes devraient viser à dormir environ 7 à 8 heures par nuit.

Éviter le tabac et l'alcool : Fumer et boire de l'alcool en excès peuvent augmenter les risques de nombreuses maladies, notamment les cancers.

Gérer le stress : Le stress peut avoir un impact négatif sur la santé physique et mentale. Apprendre à gérer le stress à travers des techniques comme la méditation, le yoga ou la thérapie peut aider à réduire les effets négatifs.

Maintenir une bonne hygiène : Se laver les mains régulièrement, se brosser les dents, prendre des douches régulièrement, etc. peuvent aider à prévenir les infections et les maladies.

Effectuer des examens de santé réguliers : Des examens de santé réguliers peuvent aider à détecter les maladies à un stade précoce, ce qui peut augmenter les chances de guérison.

Maintenir une alimentation saine et équilibrée

Maintenir une alimentation saine et équilibrée est essentiel pour une bonne santé. Voici quelques conseils pour y parvenir :

Consommez une variété d'aliments : Essayez de consommer une variété de fruits, de légumes, de céréales complètes, de protéines maigres et de matières grasses saines pour obtenir une gamme complète de nutriments.

Évitez les aliments transformés : Les aliments transformés, tels que les plats préparés et les snacks sucrés et salés, sont souvent riches en calories, en sucre, en gras et en sel. Il est préférable de privilégier les aliments frais et non transformés.

Limitez la consommation de sucre : Les aliments riches en sucre peuvent contribuer à l'obésité, au diabète et à d'autres problèmes de santé. Essayez de limiter la consommation de sucre ajouté dans votre alimentation.

Choisissez des graisses saines : Les graisses saines, telles que les graisses mono-insaturées et polyinsaturées, se trouvent dans des aliments comme les noix, les avocats, les huiles végétales, les poissons gras, etc.

Prenez de petits repas réguliers : Prenez de petits repas réguliers tout au long de la journée plutôt que de manger de gros repas en une seule fois. Cela peut aider à maintenir un métabolisme équilibré et à éviter les fringales.

Buvez suffisamment d'eau : Boire suffisamment d'eau peut aider à maintenir l'hydratation, à réguler l'appétit et à maintenir la digestion régulière.

Pratiquez la modération : La clé d'une alimentation saine et équilibrée est la modération. Essayez de ne pas trop manger ou trop boire, même si ce sont des aliments sains.

Faire de l'exercice régulièrement

Faire de l'exercice régulièrement est un élément clé pour maintenir une bonne santé. Voici quelques conseils pour intégrer l'exercice dans votre routine quotidienne :

Choisissez une activité que vous aimez : Trouvez une activité physique que vous aimez, cela rendra l'exercice plus agréable et plus facile à intégrer dans votre vie quotidienne.

Commencez lentement : Si vous êtes débutant en matière d'exercice physique, commencez lentement et augmentez progressivement la durée et l'intensité de vos séances d'entraînement.

Fixez-vous des objectifs : Définissez des objectifs réalistes pour vous aider à rester motivé et à mesurer votre progression.

Intégrez l'exercice dans votre routine quotidienne : Essayez de trouver des moyens d'intégrer l'exercice dans votre routine quotidienne, comme marcher ou faire du vélo pour vous rendre au travail ou utiliser les escaliers au lieu de l'ascenseur.

Variez les types d'exercice : Essayez de varier les types d'exercice que vous pratiquez pour travailler différentes parties de votre corps et pour éviter l'ennui.

Faites de l'exercice avec un ami : Trouvez un ami ou un membre de votre famille pour faire de l'exercice ensemble. Cela peut être plus motivant et amusant.

Soyez régulier : Essayez de faire de l'exercice régulièrement, idéalement plusieurs fois par semaine, pour maintenir une bonne forme physique et une santé optimale.

Bien dormir

Bien dormir est essentiel pour maintenir une bonne santé mentale et physique. Voici quelques conseils pour améliorer votre sommeil :

Établissez une routine de sommeil : Essayez de vous coucher et de vous réveiller à la même heure tous les jours, même le week-end. Cela aide votre corps à réguler son horloge interne.

Évitez les écrans avant de dormir : Les écrans des téléphones, tablettes, ordinateurs et téléviseurs peuvent perturber votre sommeil en réduisant la production de mélatonine, une hormone qui régule le sommeil. Évitez de les utiliser une heure avant de dormir.

Créez un environnement propice au sommeil : Gardez votre chambre calme, sombre et frais, et utilisez un matelas confortable et un oreiller de soutien pour favoriser un sommeil réparateur.

Évitez la caféine et l'alcool avant de dormir : Évitez de boire des boissons contenant de la caféine ou de l'alcool avant de dormir, car ces substances peuvent perturber votre sommeil.

Faites de l'exercice régulièrement : L'exercice régulier peut améliorer la qualité de votre sommeil, mais évitez de faire de l'exercice intense juste avant de vous coucher.

Gérez votre stress : Les niveaux de stress élevés peuvent perturber votre sommeil. Essayez de pratiquer des techniques de relaxation, telles que la méditation, le yoga ou la respiration profonde pour vous aider à vous détendre avant de dormir.

Évitez les repas lourds avant de dormir : Les repas lourds et riches en graisses peuvent perturber votre sommeil en augmentant la production d'acide gastrique et en provoquant des brûlures d'estomac. Évitez de manger lourd avant de dormir et privilégiez des repas légers.

Éviter le tabac et l'alcool

Éviter le tabac et l'alcool est très important pour maintenir une bonne santé. Voici quelques raisons pour lesquelles il est important d'éviter le tabac et l'alcool :

Risque accru de maladies : Le tabac et l'alcool sont tous deux des facteurs de risque majeurs pour de nombreuses maladies, notamment le cancer, les maladies cardiovasculaires, les maladies respiratoires et les maladies du foie.

Altération de la fonction cognitive : La consommation de tabac et d'alcool peut altérer la fonction cognitive, notamment la mémoire, l'attention et la concentration.

Altération de la qualité de vie : La consommation de tabac et d'alcool peut altérer la qualité de vie en affectant la capacité à travailler, à socialiser et à participer à des activités.

Dépendance : Le tabac et l'alcool sont tous deux des substances addictives qui peuvent entraîner une dépendance physique et psychologique.

Coûts économiques : La consommation de tabac et d'alcool peut être coûteuse en termes économiques pour les individus et la société en général, en raison des coûts de traitement des maladies et des effets négatifs sur la productivité et l'emploi.

En évitant le tabac et l'alcool, vous pouvez réduire votre risque de développer de nombreuses maladies et améliorer votre qualité de vie globale.

Gérer le stress

Le stress est un facteur de risque pour de nombreuses maladies et peut avoir des effets négatifs sur la santé mentale et physique. Voici quelques conseils pour gérer le stress :

Identifiez les causes de votre stress : Essayez de comprendre ce qui vous stresse et pourquoi. Écrire vos pensées dans un journal peut aider à identifier les causes de votre stress.

Apprenez à dire non : Apprenez à dire non aux demandes qui vous mettent sous pression et à respecter vos limites.

Pratiquez des techniques de relaxation : Des techniques de relaxation telles que la méditation, le yoga, la respiration profonde ou la visualisation peuvent aider à réduire les niveaux de stress.

Faites de l'exercice régulièrement : L'exercice régulier peut aider à réduire les niveaux de stress et améliorer l'humeur.

Dormez suffisamment : Le sommeil est important pour réduire les niveaux de stress et maintenir une bonne santé mentale.

Établissez des relations sociales positives : Les relations sociales positives peuvent aider à réduire les niveaux de stress et améliorer la qualité de vie.

Pratiquez des activités relaxantes : Engagez-vous dans des activités relaxantes telles que la lecture, l'écoute de musique ou la marche pour aider à réduire les niveaux de stress.

Il est important de gérer votre stress de manière efficace pour maintenir une bonne santé mentale et physique. Si vous avez du mal à gérer votre stress, n'hésitez pas à en parler à un professionnel de la santé ou à un conseiller en santé mentale.

Maintenir une bonne hygiène

Maintenir une bonne hygiène est essentiel pour prévenir la propagation de maladies et maintenir une bonne santé. Voici quelques conseils pour maintenir une bonne hygiène :

Lavez-vous les mains régulièrement : Lavez-vous les mains avec de l'eau et du savon pendant au moins 20 secondes, surtout après avoir utilisé les toilettes, avant de manger ou de préparer de la nourriture, et après avoir toussé, éternué ou soufflé votre nez.

Prenez soin de votre peau : Gardez votre peau propre et hydratée en prenant des douches ou des bains réguliers et en utilisant des produits de soin appropriés.

Maintenez une bonne hygiène dentaire : Brossez-vous les dents au moins deux fois par jour avec du dentifrice fluoré et utilisez du fil dentaire pour enlever les résidus alimentaires et la plaque dentaire.

Nettoyez régulièrement les surfaces et les objets : Nettoyez régulièrement les surfaces et les objets que vous touchez fréquemment, tels que les poignées de porte, les téléphones et les claviers d'ordinateur.

Évitez de partager des objets personnels : Évitez de partager des objets personnels tels que des brosses à cheveux, des rasoirs ou des serviettes, car cela peut faciliter la propagation des germes.

Suivez les protocoles de sécurité alimentaire : Lavez-vous les mains avant de préparer de la nourriture, assurez-vous que la nourriture est stockée à la bonne température et utilisez des ustensiles de cuisine propres pour éviter la contamination croisée.

Évitez les contacts avec les personnes malades : Évitez les contacts étroits avec les personnes qui sont malades, en particulier celles qui ont une maladie contagieuse.

En suivant ces conseils, vous pouvez maintenir une bonne hygiène et réduire le risque de propagation de maladies.

Effectuer des examens de santé réguliers

Effectuer des examens de santé réguliers est important pour maintenir une bonne santé. Les examens de santé peuvent aider à détecter les problèmes de santé précoces, ce qui peut améliorer les chances de guérison et réduire le risque de complications. Voici quelques examens de santé importants que vous devriez envisager de faire régulièrement :

Examen médical général : Un examen médical général annuel peut aider à évaluer votre santé générale et détecter les problèmes de santé précoces.

Examen dentaire : Un examen dentaire régulier peut aider à détecter les problèmes dentaires tels que les caries, la maladie des gencives et d'autres problèmes bucco-dentaires.

Examen des yeux : Un examen des yeux régulier peut aider à détecter les problèmes de vision et d'autres problèmes de santé oculaire tels que le glaucome.

Examen des oreilles, du nez et de la gorge : Un examen régulier de vos oreilles, de votre nez et de votre gorge peut aider à détecter les problèmes tels que les infections de l'oreille, les problèmes de sinus et les problèmes de gorge.

Examens de dépistage du cancer : Les examens de dépistage du cancer, tels que les mammographies, les examens de la prostate et les examens de dépistage du cancer colorectal, peuvent aider à détecter le cancer à un stade précoce, lorsque les chances de guérison sont les plus élevées.

Examen de la peau : Un examen régulier de votre peau peut aider à détecter les signes précoces de cancer de la peau.

Tests de dépistage des maladies sexuellement transmissibles (MST) : Les tests de dépistage des MST peuvent aider à détecter les MST à un stade précoce, ce qui peut améliorer les chances de guérison et réduire le risque de complications.

Parlez à votre médecin pour déterminer quels examens de santé sont les plus appropriés pour vous en fonction de votre âge, de vos antécédents médicaux et de vos facteurs de risque.

Santé physique

La santé physique se réfère à l'état général de bien-être physique d'une personne. Elle implique la capacité d'une personne à effectuer ses activités quotidiennes sans limitations physiques, à maintenir un poids santé et à prévenir les maladies physiques. Voici quelques éléments importants pour maintenir une bonne santé physique :

Alimentation saine et équilibrée : Suivre un régime alimentaire sain et équilibré est essentiel pour maintenir une bonne santé physique. Consommez des aliments riches en nutriments tels que des légumes, des fruits, des protéines maigres, des grains entiers et des graisses saines.

Exercice régulier : L'exercice régulier peut aider à maintenir un poids santé, renforcer les muscles et les os, améliorer la santé cardiovasculaire et réduire le risque de maladies chroniques.

Sommeil adéquat : Obtenir suffisamment de sommeil est essentiel pour maintenir une bonne santé physique. Un sommeil suffisant peut améliorer la fonction immunitaire, favoriser la régénération des cellules et réduire le risque de maladies chroniques.

Éviter le tabac et l'alcool : Le tabagisme et la consommation excessive d'alcool peuvent avoir des effets nocifs sur la santé physique, y compris un risque accru de cancer, de maladies cardiaques et de maladies respiratoires.

Éviter les comportements à risque : Évitez les comportements à risque tels que la conduite en état d'ivresse, le manque d'utilisation de la ceinture de sécurité ou de l'équipement de protection, qui peuvent augmenter le risque de blessures graves.

Examens de santé réguliers : Les examens de santé réguliers peuvent aider à détecter les problèmes de santé précoces, ce qui peut améliorer les chances de guérison et réduire le risque de complications.

En prenant soin de votre santé physique, vous pouvez maintenir un corps sain et prévenir les maladies.

Santé mental

La santé mentale se réfère à l'état général de bien-être émotionnel, psychologique et social d'une personne. Elle implique la capacité de faire face aux défis de la vie, de maintenir des relations saines, de gérer les émotions et de faire preuve de résilience face aux difficultés. Voici quelques éléments importants pour maintenir une bonne santé mentale :

Prendre soin de soi : Prendre soin de soi est important pour maintenir une bonne santé mentale. Cela peut inclure faire de l'exercice régulièrement, suivre une alimentation saine et équilibrée, obtenir suffisamment de sommeil et prendre des pauses régulières pour se reposer et se détendre.

Établir des relations saines : Les relations saines sont essentielles pour maintenir une bonne santé mentale. Cela peut inclure se connecter avec des amis et des proches, rejoindre des groupes sociaux et participer à des activités communautaires.

Gérer le stress : Le stress peut avoir un impact négatif sur la santé mentale. Apprenez à gérer le stress en pratiquant des techniques de relaxation, telles que la méditation et la respiration profonde, en établissant des priorités claires et en évitant la surcharge de travail.

Trouver un équilibre entre travail et vie personnelle : Trouver un équilibre entre travail et vie personnelle est important pour maintenir une bonne santé mentale. Cela peut inclure établir des limites claires entre le travail et la vie personnelle, prendre des pauses régulières et trouver des activités de loisirs pour se détendre.

Demander de l'aide si nécessaire : Si vous éprouvez des difficultés émotionnelles ou psychologiques, il est important de demander de l'aide. Parlez à un professionnel de la santé mentale ou à un conseiller pour obtenir du soutien et des conseils.

En prenant soin de votre santé mentale, vous pouvez améliorer votre qualité de vie et vous sentir mieux dans votre peau.

Santé Psychologique

La santé psychologique est un élément important de la santé mentale globale d'une personne. Elle se réfère à la capacité d'une personne à gérer ses émotions et à faire face aux défis de la vie. Voici quelques éléments importants pour maintenir une bonne santé psychologique :

Prendre soin de soi : Prendre soin de soi est important pour maintenir une bonne santé psychologique. Cela peut inclure faire de l'exercice régulièrement, suivre une alimentation saine et équilibrée, obtenir suffisamment de sommeil et prendre des pauses régulières pour se reposer et se détendre.

Pratiquer l'auto-compassion : L'auto-compassion est la capacité de traiter soi-même avec gentillesse et compréhension. Pratiquer l'auto-compassion peut aider à réduire l'anxiété et la dépression et à améliorer l'estime de soi.

Développer des relations positives : Les relations positives sont essentielles pour maintenir une bonne santé psychologique. Cela peut inclure établir des relations saines avec des amis et des proches, rejoindre des groupes sociaux et participer à des activités communautaires.

Cultiver la gratitude : La gratitude est la capacité de reconnaître les aspects positifs de la vie. Cultiver la gratitude peut aider à réduire le stress et à améliorer l'humeur.

Apprendre à gérer les émotions : Apprendre à gérer les émotions est essentiel pour maintenir une bonne santé psychologique. Cela peut inclure pratiquer la méditation, la respiration profonde et d'autres techniques de relaxation, ainsi que travailler avec un professionnel de la santé mentale pour apprendre à identifier et à gérer les émotions difficiles.

En prenant soin de votre santé psychologique, vous pouvez améliorer votre bien-être émotionnel et réduire les effets négatifs du stress et des défis de la vie.

Aider le corps à régénérer l'Energie

Il existe plusieurs moyens pour aider le corps à régénérer de l'énergie et améliorer la vitalité

Faire de l'exercice régulièrement : L'exercice physique est une excellente façon d'augmenter l'énergie et de stimuler la circulation sanguine. Il est recommandé de faire au moins 30 minutes d'exercice modéré chaque jour.

Suivre une alimentation équilibrée : Une alimentation saine et équilibrée peut aider à fournir au corps les nutriments dont il a besoin pour produire de l'énergie. Il est important de manger des aliments riches en vitamines et minéraux et de limiter les aliments transformés et les sucres ajoutés.

Boire suffisamment d'eau : Boire suffisamment d'eau est important pour maintenir une bonne hydratation et aider le corps à éliminer les toxines.

Obtenir suffisamment de sommeil : Le sommeil est crucial pour régénérer l'énergie. Il est recommandé d'obtenir entre 7 et 9 heures de sommeil chaque nuit.

Pratiquer des techniques de relaxation : Le stress peut épuiser l'énergie du corps, il est donc important de pratiquer des techniques de relaxation, telles que la méditation et la respiration profonde, pour réduire le stress et augmenter la vitalité.

Éviter les stimulants : Les stimulants tels que la caféine et le sucre peuvent fournir une énergie rapide, mais ils peuvent également entraîner une chute d'énergie plus tard dans la journée. Il est recommandé de limiter leur consommation.

En suivant ces conseils, vous pouvez aider votre corps à régénérer de l'énergie et augmenter votre vitalité.

Aider le moral à trouver sa positivité

Il existe plusieurs façons d'aider le moral à trouver sa positivité :

Pratiquer la gratitude : Prendre le temps chaque jour pour se concentrer sur les aspects positifs de sa vie et pour être reconnaissant peut aider à améliorer l'humeur et à trouver une perspective plus positive.

Cultiver des relations positives : Passer du temps avec des amis et des proches qui vous soutiennent et vous encouragent peut aider à stimuler l'humeur et à trouver une perspective positive.

Se fixer des objectifs réalisables : Se fixer des objectifs et travailler à les atteindre peut aider à renforcer la confiance en soi et à améliorer l'estime de soi.

Pratiquer la pleine conscience : La pratique de la pleine conscience, telle que la méditation et la respiration profonde, peut aider à réduire le stress et l'anxiété, et à favoriser une perspective plus positive.

Prendre soin de soi : Prendre soin de soi, en faisant de l'exercice régulièrement, en suivant une alimentation saine et en obtenant suffisamment de sommeil, peut aider à améliorer l'humeur et à favoriser une perspective plus positive.

Éviter les pensées négatives : Il est important de surveiller les pensées négatives et de travailler à les remplacer par des pensées positives et constructives.

Trouver un sens de l'humour : Trouver des raisons de rire et de voir l'humour dans les situations peut aider à réduire le stress et à favoriser une perspective plus positive.

En suivant ces conseils, vous pouvez aider à trouver une perspective plus positive et à améliorer votre moral.

Maintenir une bonne santé Mentale

Pour maintenir une bonne santé mentale, voici quelques conseils :

Prendre soin de soi : Prendre soin de soi, en faisant de l'exercice régulièrement, en suivant une alimentation saine, en obtenant suffisamment de sommeil et en évitant les comportements à risque, peut aider à maintenir une bonne santé mentale.

Cultiver des relations positives : Avoir des relations positives et enrichissantes avec les amis, la famille et les proches peut aider à maintenir une bonne santé mentale.

Trouver des activités relaxantes : Trouver des activités qui aident à se détendre, comme la méditation, la respiration profonde ou le yoga, peut aider à réduire le stress et à maintenir une bonne santé mentale.

Éviter l'alcool et la drogue : L'alcool et la drogue peuvent altérer la santé mentale en réduisant les capacités de jugement et en augmentant la dépression et l'anxiété.

Établir des limites saines : Établir des limites saines avec les autres peut aider à préserver la santé mentale et à réduire le stress.

Chercher de l'aide si nécessaire : Si vous rencontrez des problèmes de santé mentale, n'hésitez pas à chercher de l'aide auprès de professionnels de la santé mentale.

En suivant ces conseils, vous pouvez aider à maintenir une bonne santé mentale et à prévenir les problèmes de santé mentale.

Garder une mémoire durable

Garder une mémoire durable peut être bénéfique pour améliorer la qualité de vie, la productivité et la capacité à apprendre de nouvelles choses. Voici quelques stratégies pour y parvenir :

Pratiquer la répétition : La répétition est l'une des meilleures façons de consolider l'information dans la mémoire à long terme. Répéter régulièrement des informations ou des compétences aide à renforcer les connexions neuronales associées à ces connaissances.

Utiliser des techniques de mémorisation : Des techniques de mémorisation telles que la visualisation, l'association d'images, les acrostiches et les mnémoniques peuvent aider à retenir les informations de manière plus efficace et à les récupérer plus facilement plus tard.

Utiliser différents sens : L'utilisation de différents sens pour apprendre et mémoriser peut aider à renforcer les connexions neuronales. Par exemple, écouter une leçon tout en prenant des notes écrites peut aider à mieux retenir les informations.

Établir des liens : Établir des liens entre les nouvelles informations et les connaissances déjà existantes dans la mémoire peut aider à renforcer les connexions neuronales et à faciliter la récupération de ces informations ultérieurement.

Utiliser des stratégies d'organisation : L'utilisation de stratégies d'organisation telles que des listes, des diagrammes, des graphiques et des tableaux peut aider à organiser les informations et à les rendre plus facilement récupérables.

Éviter le stress et la fatigue : Le stress et la fatigue peuvent affecter négativement la mémoire et la capacité à se concentrer. Il est donc important de prendre des pauses régulières, de dormir suffisamment et de gérer le stress pour maintenir une mémoire efficace.

En pratiquant ces stratégies, il est possible d'améliorer sa mémoire durable et de retenir plus efficacement les informations importantes.

Eviter les infections sexuellement transmissibles

Pour éviter les infections sexuellement transmissibles (IST), il est important de prendre certaines précautions :

Utiliser des préservatifs : Le préservatif est l'une des méthodes les plus efficaces pour prévenir les IST, il est donc important de l'utiliser correctement et systématiquement lors de chaque rapport sexuel.

Faire des dépistages réguliers : Les tests de dépistage des IST permettent de détecter une éventuelle infection et de la traiter rapidement.

Limiter le nombre de partenaires sexuels : Le risque d'infection augmente avec le nombre de partenaires sexuels, il est donc important de limiter le nombre de partenaires sexuels ou de se concentrer sur des relations exclusives et monogames.

Utiliser des barrières de protection : Les barrières de protection, comme les digues dentaires et les gants en latex, peuvent aider à réduire le risque de transmission des IST lors de rapports oraux ou manuels.

Discuter avec son/sa partenaire : Il est important d'avoir
des discussions honnêtes et ouvertes avec son/sa
partenaire sur les antécédents sexuels et de discuter de la
nécessité de se protéger mutuellement contre les IST.

En suivant ces précautions, il est possible de réduire
considérablement le risque d'infection sexuellement
transmissible. Si vous pensez avoir été exposé(e) à une IST,
il est important de consulter un professionnel de la santé
pour obtenir un dépistage et un traitement approprié.

Éviter les maladies contagieuses

Pour éviter les maladies contagieuses, voici quelques précautions à prendre :

Se laver les mains régulièrement : Se laver les mains régulièrement avec de l'eau et du savon ou un désinfectant pour les mains peut aider à réduire la propagation des germes.

Éviter de toucher le visage : Éviter de toucher le visage, en particulier la bouche, le nez et les yeux, peut aider à prévenir la transmission des germes.

Couvrir la bouche et le nez : Tousser ou éternuer dans un mouchoir ou dans le coude plutôt que dans les mains peut aider à réduire la propagation des germes.

Éviter les contacts étroits : Éviter les contacts étroits avec des personnes malades peut aider à réduire le risque de contracter une maladie contagieuse.

Se faire vacciner : Les vaccins peuvent aider à prévenir les maladies contagieuses telles que la grippe, la varicelle et la rougeole.

Nettoyer et désinfecter les surfaces : Nettoyer et désinfecter régulièrement les surfaces qui sont souvent touchées, comme les poignées de porte, les comptoirs et les claviers d'ordinateur, peut aider à réduire la propagation des germes.

En suivant ces précautions, il est possible de réduire considérablement le risque de contracter une maladie contagieuse. Si vous pensez avoir été exposé à une maladie contagieuse ou si vous présentez des symptômes, il est important de consulter un professionnel de la santé pour obtenir un diagnostic et un traitement approprié.

Eviter les risques

Pour éviter les risques, il est important de prendre des précautions dans différentes situations de la vie quotidienne. Voici quelques exemples :

Au travail : Il est important de suivre les consignes de sécurité au travail, de porter les équipements de protection individuelle appropriés et de signaler toute situation dangereuse à l'employeur.

Dans les lieux publics : Éviter les endroits dangereux, respecter les règles de sécurité, suivre les consignes et les panneaux d'avertissement, et ne pas laisser les enfants sans surveillance.

À la maison : Éviter les risques de chute en utilisant des échelles, des escabeaux et des chaises avec prudence, s'assurer que les produits chimiques et les médicaments sont rangés hors de portée des enfants, et installer des détecteurs de fumée et de monoxyde de carbone.

En conduisant : Respecter les limites de vitesse, porter une ceinture de sécurité, ne pas conduire en état d'ébriété ou

sous l'influence de drogues, et ne pas utiliser son
téléphone portable en conduisant.

En pratiquant des activités physiques : Porter des
équipements de protection appropriés, s'échauffer avant
l'exercice, respecter les limites de son corps et suivre les
consignes de sécurité.

En prenant ces précautions, il est possible de réduire
considérablement le risque d'accident ou de blessure. Il est
également important de rester vigilant et de surveiller les
risques potentiels dans chaque situation pour éviter tout
danger.

Régime alimentaire idéal pour un jeune

Il n'y a pas de régime alimentaire universel qui convienne à tout le monde, car les besoins nutritionnels varient en fonction de nombreux facteurs tels que l'âge, le sexe, la taille, le poids, l'activité physique, les préférences alimentaires et les objectifs de santé. Cependant, voici quelques conseils généraux pour un régime alimentaire sain et équilibré pour un jeune :

Petit-déjeuner :

1 ou 2 tranches de pain complet ou de pain grillé avec de la confiture, du miel ou du beurre d'arachide

1 portion de fruits frais (par exemple, une pomme, une banane ou une orange)

1 verre de lait ou de yaourt faible en gras

Collation matinale :

1 poignée de noix non salées

1 portion de fruits frais

Déjeuner :

1 portion de protéines maigres (par exemple, du poulet grillé, du poisson ou des légumineuses)

1 portion de légumes (par exemple, une salade verte ou des légumes cuits)

1 portion de glucides complexes (par exemple, du riz brun, du quinoa ou des pâtes de blé entier)

1 portion de fruits frais

Collation de l'après-midi :

1 portion de yaourt faible en gras avec des fruits frais ou des noix

1 portion de fruits frais

Dîner :

1 portion de protéines maigres (par exemple, du tofu, des fruits de mer ou de la viande blanche)

1 portion de légumes (par exemple, des légumes verts, des légumes-racines ou des légumes cuits)

1 portion de glucides complexes (par exemple, des patates douces, du quinoa ou des pâtes de blé entier)

1 portion de fruits frais

Collation nocturne :

1 portion de fruits frais

1 poignée de noix non salées

Il est également important de boire beaucoup d'eau tout au long de la journée pour rester hydraté. Enfin, il est important de limiter les aliments transformés, les aliments riches en graisses saturées et les aliments sucrés pour maintenir une alimentation saine et équilibrée.

Régime alimentaire journalier pour un adulte

Il n'y a pas de régime alimentaire universel qui convienne à tout le monde, car les besoins nutritionnels varient en fonction de nombreux facteurs tels que l'âge, le sexe, la taille, le poids, l'activité physique, les préférences alimentaires et les objectifs de santé. Cependant, voici quelques conseils généraux pour un régime alimentaire sain et équilibré pour un adulte :

Petit-déjeuner :

1 portion de fruits frais (par exemple, une banane, une pomme ou une orange)

1 portion de protéines (par exemple, un oeuf, du yaourt nature ou du fromage blanc)

1 portion de glucides complexes (par exemple, du pain complet, du muesli ou des flocons d'avoine)

1 boisson sans sucre ajouté (par exemple, de l'eau, du thé ou du café sans sucre)

Collation matinale :

1 portion de fruits frais ou séchés

1 poignée de noix non salées

Déjeuner :

1 portion de protéines maigres (par exemple, du poisson grillé, de la volaille ou des légumineuses)

1 portion de légumes (par exemple, une salade verte, des légumes cuits ou une soupe de légumes)

1 portion de glucides complexes (par exemple, du riz brun, du quinoa ou des pâtes de blé entier)

Collation de l'après-midi :

1 portion de yaourt nature ou de fromage blanc

1 portion de fruits frais

Dîner :

1 portion de protéines maigres (par exemple, du tofu, des fruits de mer ou de la viande blanche)

1 portion de légumes (par exemple, des légumes verts, des légumes-racines ou des légumes cuits)

1 portion de glucides complexes (par exemple, des patates douces, du quinoa ou des pâtes de blé entier)

Collation nocturne :

1 portion de fruits frais ou séchés

1 poignée de noix non salées

Il est également important de boire beaucoup d'eau tout au long de la journée pour rester hydraté. Enfin, il est important de limiter les aliments transformés, les aliments riches en graisses saturées et les aliments sucrés pour maintenir une alimentation saine et équilibrée.

Régime alimentaire journalier pour un Senior

Les besoins nutritionnels d'une personne âgée peuvent être différents de ceux d'un adulte plus jeune en raison de changements physiologiques tels que la réduction de la masse musculaire et une diminution du métabolisme. Cependant, un régime alimentaire sain et équilibré reste important pour maintenir une bonne santé. Voici quelques conseils généraux pour un régime alimentaire idéal pour une personne âgée :

Petit-déjeuner :

1 portion de fruits frais (par exemple, une banane, une pomme ou une orange)

1 portion de protéines (par exemple, un oeuf, du yaourt nature ou du fromage blanc)

1 portion de glucides complexes (par exemple, du pain complet, du muesli ou des flocons d'avoine)

1 boisson sans sucre ajouté (par exemple, de l'eau, du thé ou du café sans sucre)

Collation matinale :

1 portion de fruits frais ou séchés

1 poignée de noix non salées

Déjeuner :

1 portion de protéines maigres (par exemple, du poisson grillé, de la volaille ou des légumineuses)

1 portion de légumes (par exemple, une salade verte, des légumes cuits ou une soupe de légumes)

1 portion de glucides complexes (par exemple, du riz brun, du quinoa ou des pâtes de blé entier)

Collation de l'après-midi :

1 portion de yaourt nature ou de fromage blanc

1 portion de fruits frais

Dîner :

1 portion de protéines maigres (par exemple, du tofu, des fruits de mer ou de la viande blanche)

1 portion de légumes (par exemple, des légumes verts, des légumes-racines ou des légumes cuits)

1 portion de glucides complexes (par exemple, des patates douces, du quinoa ou des pâtes de blé entier)

Collation nocturne :

1 portion de fruits frais ou séchés

1 poignée de noix non salées

Il est important de prendre en compte les besoins nutritionnels individuels d'une personne âgée, qui peuvent varier en fonction de facteurs tels que l'état de santé, les médicaments pris, la capacité à mâcher ou à digérer certains aliments. Les personnes âgées peuvent également être plus sensibles à certaines carences nutritionnelles, notamment en vitamine D et en vitamine B12, et peuvent nécessiter des suppléments ou des aliments enrichis pour répondre à leurs besoins. Il est donc recommandé de consulter un professionnel de la santé pour des conseils nutritionnels adaptés aux besoins individuels d'une personne âgée.

Lire pour rester en bonne santé

La lecture peut en effet contribuer à maintenir une bonne santé mentale et cognitive à tout âge. Voici quelques raisons pour lesquelles la lecture peut être bénéfique pour la santé :

Stimule le cerveau : la lecture peut aider à améliorer la mémoire, l'attention et la concentration.

Réduit le stress : la lecture peut aider à réduire le stress en fournissant une échappatoire aux préoccupations quotidiennes et en favorisant la relaxation.

Favorise le sommeil : la lecture peut aider à favoriser le sommeil en aidant à se détendre avant de se coucher.

Améliore l'empathie et la compréhension : la lecture peut aider à développer la compréhension des autres et l'empathie en présentant différents points de vue et perspectives.

Stimule l'imagination : la lecture peut aider à stimuler l'imagination et la créativité en offrant des mondes fictifs et des histoires fascinantes.

Il est important de noter que la lecture ne doit pas être considérée comme un substitut à une alimentation saine, à l'exercice physique et à d'autres comportements de santé bénéfiques. Cependant, lire régulièrement peut certainement contribuer à une vie saine et équilibrée.

Souriez pour rester en bonne santé

Sourire régulièrement peut avoir des avantages pour la santé mentale et physique. Voici quelques raisons pour lesquelles sourire peut être bénéfique pour la santé :

Réduit le stress : sourire peut aider à réduire les niveaux de stress en diminuant les hormones du stress dans le corps.

Améliore l'humeur : sourire peut aider à stimuler la production de dopamine et de sérotonine, les hormones du bien-être qui peuvent améliorer l'humeur et réduire les symptômes de la dépression.

Renforce le système immunitaire : sourire peut aider à renforcer le système immunitaire en augmentant la production d'anticorps et en réduisant les niveaux de cortisol, une hormone qui peut affaiblir le système immunitaire.

Réduit la douleur : sourire peut aider à réduire la perception de la douleur en déclenchant la production d'endorphines, des analgésiques naturels du corps.

Favorise les relations sociales : sourire peut aider à
renforcer les relations sociales en créant un climat de
confiance et de sympathie.

Il est important de noter que sourire ne doit pas être
considéré comme un remède miracle pour tous les
problèmes de santé, mais plutôt comme un comportement
bénéfique qui peut contribuer à une vie plus saine et
heureuse.

Améliorer vos relations sociales pour rester en bonne santé

Il a été démontré que maintenir des relations sociales positives et satisfaisantes peut avoir des effets bénéfiques sur la santé physique et mentale. Voici quelques façons d'améliorer vos relations sociales pour rester en bonne santé :

Soyez ouvert et communicatif : Communiquez avec les autres et soyez ouvert à leurs idées et opinions. Écoutez attentivement ce qu'ils ont à dire, montrez de l'empathie et partagez vos pensées et sentiments de manière honnête.

Participez à des activités sociales : Engagez-vous dans des activités sociales qui vous intéressent, comme le sport, les groupes de loisirs, les clubs de lecture, les associations caritatives, etc. Cela peut vous aider à rencontrer de nouvelles personnes et à élargir votre réseau social.

Restez en contact : Gardez le contact avec vos amis et votre famille en appelant, en envoyant des SMS ou en utilisant les réseaux sociaux. Planifiez des sorties ensemble, organisez des événements ou des soirées pour renforcer vos liens.

Faites preuve de bienveillance : Soyez gentil et bienveillant envers les autres. Montrez de la gratitude, offrez votre aide et soyez attentif aux besoins des autres. La bienveillance est un moyen puissant de renforcer les relations sociales positives.

Évitez les conflits : Essayez d'éviter les conflits inutiles avec les autres. Soyez tolérant et respectueux envers les autres opinions et évitez les sujets qui peuvent mener à des désaccords ou des tensions.

En résumé, améliorer vos relations sociales peut contribuer à améliorer votre bien-être physique et mental. Essayez d'appliquer ces conseils dans votre vie quotidienne pour renforcer vos relations et maintenir une bonne santé.

Ecouter de la musique pour rester en bonne santé

Écouter de la musique peut en effet avoir des effets positifs sur la santé physique et mentale. Voici quelques-uns des avantages de la musique sur la santé :

Réduction du stress et de l'anxiété : Écouter de la musique peut aider à réduire le niveau de stress et d'anxiété. Des études ont montré que l'écoute de la musique peut aider à réduire la production d'hormones de stress dans le corps.

Amélioration de l'humeur : La musique peut stimuler la production d'endorphines, des hormones qui procurent une sensation de bien-être et de bonheur. Cela peut aider à améliorer l'humeur et à réduire les symptômes de dépression.

Augmentation de la motivation : Écouter de la musique peut augmenter la motivation et l'endurance pendant l'exercice physique. La musique peut vous aider à vous concentrer et à vous sentir plus en contrôle pendant votre entraînement.

Amélioration de la qualité du sommeil : Écouter de la musique douce avant de dormir peut aider à améliorer la qualité du sommeil. La musique peut aider à détendre le corps et l'esprit, et à réduire le stress et l'anxiété.

Renforcement de la mémoire : Écouter de la musique peut aider à renforcer la mémoire et la fonction cognitive. Des études ont montré que l'écoute de la musique peut améliorer les capacités cognitives, notamment la mémoire de travail et la capacité d'attention.

En résumé, écouter de la musique peut avoir de nombreux avantages pour la santé physique et mentale. Essayez d'intégrer l'écoute de la musique dans votre routine quotidienne pour en profiter au maximum.

Voyager pour rester en bonne santé

Le voyage peut avoir des effets positifs sur la santé. Voici quelques-uns des avantages de voyager pour rester en bonne santé :

Réduction du stress : Le voyage peut aider à réduire le niveau de stress. Changer d'environnement, découvrir de nouvelles cultures et rencontrer de nouvelles personnes peut aider à vous déconnecter de la routine quotidienne et à réduire le niveau de stress.

Amélioration de la santé mentale : Voyager peut aider à améliorer la santé mentale. Découvrir de nouvelles cultures, explorer de nouveaux endroits et essayer de nouvelles choses peut stimuler l'esprit et aider à réduire les symptômes de dépression et d'anxiété.

Renforcement du système immunitaire : Voyager peut aider à renforcer le système immunitaire. Exposer le corps à de nouveaux environnements et de nouvelles bactéries peut aider à renforcer le système immunitaire.

Augmentation de l'activité physique : Voyager peut encourager l'activité physique. Marcher pour explorer une ville, faire de la randonnée ou de la natation pour découvrir un nouveau paysage sont des exemples d'activités physiques que vous pouvez faire en voyageant.

Réduction de l'isolement social : Voyager peut aider à réduire l'isolement social. Rencontrer de nouvelles personnes et découvrir de nouvelles cultures peut aider à élargir votre réseau social et à renforcer les liens avec les autres.

En résumé, voyager peut avoir de nombreux avantages pour la santé physique et mentale. Essayez de planifier un voyage régulièrement pour profiter de ces avantages. Gardez à l'esprit que voyager peut également comporter des risques pour la santé, alors assurez-vous de prendre les mesures de sécurité appropriées et de consulter votre médecin avant de partir.

Comment passer son Week end pour rester en bonne santé

Il existe plusieurs façons de passer un week-end pour rester en bonne santé. Voici quelques idées :

Faire de l'exercice : Profitez du week-end pour faire de l'exercice. Vous pouvez aller faire une randonnée, une balade à vélo ou courir dans un parc.

Pratiquer le yoga ou la méditation : Le yoga et la méditation sont des pratiques qui peuvent aider à réduire le stress et l'anxiété. Vous pouvez suivre une classe en ligne ou en personne pour apprendre les bases.

Cuisiner des repas sains : Prenez le temps de cuisiner des repas sains à la maison. Vous pouvez trouver des recettes en ligne et faire vos courses en conséquence.

Se reposer et dormir suffisamment : Le week-end est également l'occasion de se reposer et de dormir suffisamment. Essayez de dormir 7 à 8 heures par nuit pour aider à réduire le stress et à améliorer votre santé mentale.

Passer du temps à l'extérieur : Profitez du temps doux pour passer du temps à l'extérieur. Vous pouvez faire une promenade dans un parc, aller à la plage ou simplement vous asseoir dans votre jardin.

Apprendre quelque chose de nouveau : Utilisez votre week-end pour apprendre quelque chose de nouveau. Vous pouvez prendre un cours en ligne, lire un livre ou regarder des vidéos sur un sujet qui vous intéresse.

Passer du temps avec des amis et de la famille : Passer du temps avec des amis et de la famille peut aider à renforcer les liens sociaux et à améliorer la santé mentale. Organisez un barbecue, une soirée cinéma ou simplement passez du temps ensemble.

Que lire pour rester en bonne santé?

Il y a de nombreux livres sur la santé et le bien-être qui peuvent aider à maintenir une bonne santé physique et mentale. Voici quelques suggestions de livres populaires dans ce domaine :

"Manger, bouger, dormir" de Thierry Souccar : Ce livre donne des conseils pratiques sur la nutrition, l'exercice physique et le sommeil pour maintenir une bonne santé.

"La méthode France Guillain : Vivez équilibré !" de France Guillain : Ce livre propose une approche holistique de la santé en combinant alimentation, mouvement, respiration et bains dérivatifs pour renforcer le système immunitaire et prévenir les maladies.

"Le charme discret de l'intestin" de Giulia Enders : Ce livre explique l'importance de l'intestin pour la santé globale du corps et donne des conseils pour maintenir un microbiome intestinal sain.

"Le pouvoir du moment présent" d'Eckhart Tolle : Ce livre propose une approche spirituelle de la santé mentale en enseignant comment vivre dans le moment présent pour réduire le stress et l'anxiété.

"La méthode Pilates" de Brooke Siler : Ce livre explique la méthode Pilates, qui est une forme d'exercice qui se concentre sur le renforcement des muscles profonds pour améliorer la posture, la souplesse et la force.

Il est important de noter que la lecture seule ne suffit pas pour maintenir une bonne santé. Il est également important de manger sainement, faire de l'exercice régulièrement, dormir suffisamment et consulter un professionnel de la santé si vous avez des préoccupations concernant votre santé.

www.ingramcontent.com/pod-product-compliance
Lightning Source LLC
Chambersburg PA
CBHW051919250726
48659CB00002B/734